W0205912

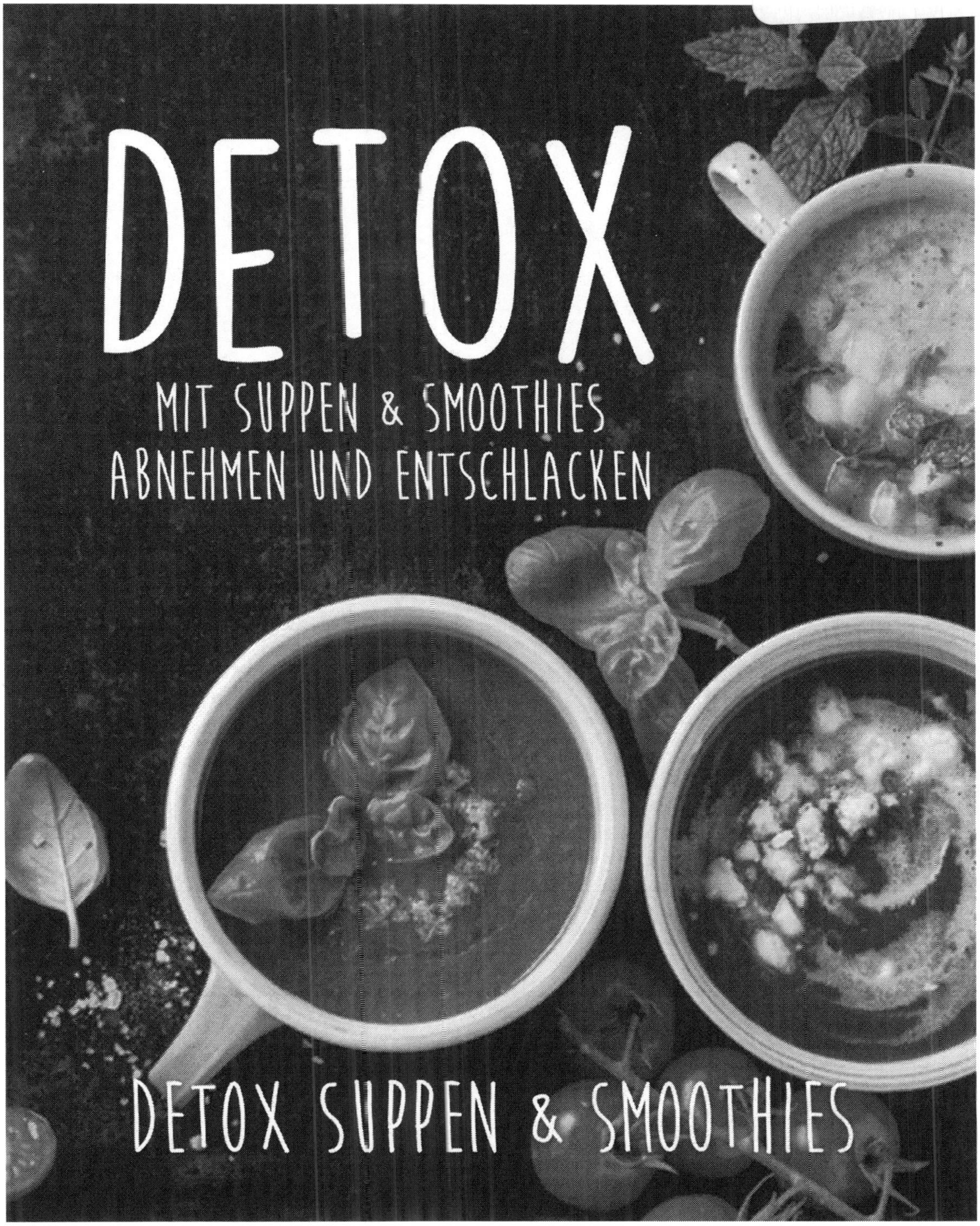
DETOX
MIT SUPPEN & SMOOTHIES
ABNEHMEN UND ENTSCHLACKEN
DETOX SUPPEN & SMOOTHIES

Detox: Mit Suppen & Smoothies abnehmen und entschlacken

erschienen im:
JB Media Verlag
Inh. Jonathan Bouchard
Kanonengasse 8, 77743 Neuried

1.Auflage: 2017
Alle Rechte vorbehalten.

Alle Rechte vorbehalten. Ohne ausdrückliche Genehmigung des Verlages ist es nicht gestattet, das Buch oder Teile daraus zu vervielfältigen oder auf Datenträger aufzuzeichnen.

Alle Informationen in diesem Buch sind unabhängig und sorgfältig vom Autoren zusammengestellt sowie vom Lektoren gewissenhaft bearbeitet und überprüft worden.

Dennoch können inhaltliche oder sachliche Fehler nicht ausgeschlossen werden, weshalb der Verlag alle Angaben im Sinne der Produkthaftung ohne Gewähr erklärt. Weder der Verlag noch der oder die Autoren können für etwaige inhaltliche oder sachliche Fehler Haftung übernehmen.

Angaben oder Benennungen von Firmen, Produkten oder Dienstleistungen sind keinesfalls als Werbung zu sehen, sondern als rein subjektive Zutaten der Wahl des Autoren für das jeweilige Rezept.

Über Kritik, Kommentare und Verbesserungsvorschläge freuen wir uns sehr. Schreiben Sie uns an.

INHALTSVERZEICHNIS

EINLEITUNG

Was ist Detox

Das Wort Detox kommt aus dem Englischen und bedeutet übersetzt “entgiften”.

Im Laufe des Lebens nehmen wir einige ungesunde Lebensmittel zu uns, oft zu viele säurehaltige Lebensmittel. Neben schlechter Ernährung sind wir heutzutage oft viel Stress ausgesetzt, haben Bewegungsmangel, haben Pestizide im Essen, Ablagerungen im Trinkwasser, wir sind vielen Abgasen und auch Nikotin ausgesetzt (auch als Nichtraucher), trinken viel Kaffee, meist noch mit viel Zucker oder Sirup, Alkohol steht oft täglich zum Essen mit auf dem Tisch, usw. Unser Körper ist nicht für solche extremen Mengen an freien Radikalen und Abbauprodukte ausgelegt.

Unser Körper reinigt sich eigentlich selbst und scheidet auch Giftstoffe aus, aber durch langfristig falsche, ungesunde Ernährung, oft schon seit der Kindheit, können Leber, Galle und Haut überfordert werden, unser Immunsystem wird geschwächt, die Haut fahl oder pickelig und wir werden anfälliger für Krankheiten, Erkältungen und auch Gewichtszunahme/ Wassereinlagerungen.

Beim Detox versucht man also mit Hilfe von hauptsächlich basenbildenden Produkten wie Gemüse, einige Obstsorten, Kräutertees, viel Wasser und Suppen, unbehandelten Lebensmittel, den Säure-Basen Haushalt wieder ins Gleichgewicht zu bringen und sich innerlich von Schadstoffen zu reinigen.

Die innere Reinigung verhilft uns zu mehr Energie, stärkt unser Immunsystem und bringt Körper und Geist wieder in Balance, ganz nebenbei können ein paar Kilos verschwinden und die Haut wird besser.

Aber Detox bedeutet nicht einfach 7 Tage Entgiften um danach wieder in alte Gewohnheiten zurückzufallen. Detox eignet sich perfekt um ein Anfang einer Ernährungsumstellung zu sein, oder wenn man sich schon gesund ernährt, eine Zeit in der man sich wieder reflektiert und schlechte Gewohnheiten erkennen und zu stoppen sollte die sich mit der Zeit wieder eingeschlichen haben.

Man kann es auch mit einer ganzheitlichen Ausmistung verbinden, z.B. den Kleiderschrank ausmisten, alte Kleider spenden, sich mal wieder Zeit für sich nehmen, eine Handy/Computer Auszeit nehmen, alte Bücher/Dvds aussortieren, eine Flohmarktkiste packen usw.

Ursprung & Geschichte

Seinen Ursprung hat Detox im Heil-Fasten.
Schon vor Jahrtausenden wusste man wie gut eine Detox Kur für den Körper sein kann.

Detox hat von daher eine sehr lange Geschichte.

Im Ayurveda zum Beispiel stand die Entgiftung schon immer bei jeder Behandlung ganz oben auf dem Plan. Es kommen dabei verschiedenste Maßnahmen zum Einsatz wie z.B. Darmreinigung, Massagen, Öl-Güsse, Fastenkuren.

In der Traditionellen Chinesischen Medizin wird die radikale Fastenkur nur in seltenen Fällen empfohlen. In den meisten Fällen werden mildere Formen verschrieben, wie z.B. verschiedene Reiskuren, Getreidekuren (Gerste, Polenta, Quinoa, Hirse) und Suppenfasten.

In der westlichen Welt ist das Entschlacken/Entgiften/Detox erst Ende des 19. Jahrhunderts aufgetaucht.

KAPITEL 1: DETOX, DIE BASICS

Warum sollte man überhaupt eine Detox Kur machen?

Heutzutage ist die Ernährung bei vielen hauptsächlich auf stark verarbeiteten Lebensmitteln aufgebaut. Die fertigen Lebensmittel scheinen für viele eine schnelle und günstige Lösung zu sein. Gespickt mit raffiniertem Fett/Transfett, viel günstiges Fleisch und verarbeitete Wurst, gezuckerte Getränke und Kaffee.
Alkohol gehört fast schon zum guten Benehmen dazu und wir essen immer mehr tierische Produkte.

Diese Lebensmittel bilden Säuren in unserem Körper, die im Normalfall durch Basen neutralisiert werden (diese werden vor allem von Obst und Gemüse gebildet). Unser Körper schützt uns so vor einer Übersäuerung. Wenn wir jetzt allerdings immer weniger basische Lebensmittel, dafür immer mehr säurebildende Lebensmittel zu uns nehmen, dann fehlt unserem Körper das Gleichgewicht und er kann übersäuern.

Eine Übersäuerung des Körpers bedeutet nicht das "saure Aufstoßen" oder Sodbrennen. Es ist die Übersäuerung des Blutes gemeint.

Stress, zu wenig Bewegung, schlechte Ernährung, wenig Schlaf und emotionale Belastungen kommen noch zur schlechten

Ernährung hinzu und all dies führt dazu, dass der Organismus sogenannte Säuren anhäufen kann.

Symptome einer “Übersäuerung” können sein:

- Antriebsschwäche
- schnelles Ermüden, Schlaflosigkeit
- schwaches Immunsystem
- schlechte Haut
- Appetitlosigkeit, Magenprobleme
- Haarausfall

In einer Detox Kur wird deshalb darauf geachtet überwiegend basenbildende Lebensmittel zu essen um den Körper zu entlasten und den Entgiftungsorganen eine Pause zu gönnen.

Basenbildende Lebensmittel kommen aus dem Bereich der pflanzlichen Kost. Hierzu gehören Obst, Gemüse, Kartoffeln, Kohl, Salat, Kräuter und Kräutertee.

Zu den säure bildenden Lebensmittel gehören Fleisch, Fisch, Wurst, Käse, Quark, Getreideprodukte und Süßigkeiten.

Man soll allerdings nicht alle säurebildenden Lebensmittel dauerhaft vom Speiseplan streichen. Mit ihnen nehmen wir nämlich auch wertvolle Vitamine, Mineralien und Eiweiße auf, die für unseren Organismus wichtig sind. Aber man sollte auf ein gesundes Verhältnis zwischen Ihnen achten.

Wie bei vielen anderen Dingen gilt auch hier: Die Balance macht es wieder mal!!

Ein guter Zeitpunkt um eine Detox Kur zu machen ist der Frühling, dann fährt der Stoffwechsel nach dem Winter wieder in die Höhe. Oder aber auch der Herbst um den Stoffwechsel nochmal anzukurbeln bevor er sich im Winter verlangsamt.
Wer so eine Kur gut verträgt kann auch zweimal im Jahr, ein mal im Frühjahr, einmal im Herbst, eine machen. Bei stressigen Jobs am besten im Urlaub ein Kur machen, im Alltag ist der Organismus sonst schon zu gestresst bzw. geschwächt, da würde eine Kur nur noch mehr Stress erzeugen.

Man sollte zwar viel trinken während einer Kur, aber nicht so viel mehr als normal. Mindestens 2,5 L. Am besten zimmerwarmes stilles Wasser. Gerne mit Ingwer oder Zitronensaft gepimpt, Rote Bete Saft, Sauerkraut Saft und ungesüßten Kräuter Tee.

Vorteile von Detox (Gegenüber Wasser-Fasten)
Der Vorteil einer Detox Kur im Gegensatz zum Heilfasten ist, dass man regelmäßig etwas isst. Während der Stoffwechsel auf Sparprogramm heruntergefahren wird wenn man eine Nulldiät oder Heilfasten betreibt, wird er während der Detox Kur wie gewohnt weiterlaufen.

Nach dem Heilfasten/Nach einer Nulldiät wird das verlorene Gewicht meist ruckzuck wieder auf den Hüften sein da der Körper die Speicher für die nächste Fastenzeit wieder füllt.

Nebenerscheinungen

Richtige Nebenerscheinungen gibt es hier nicht. Allerdings immer wenn der Körper etwas verarbeitet, oder etwas entzogen bekommt mit dem man ihn lange gefüttert hat, dann gibt es Körperliche Entzugserscheinungen.

Die können je nach Person anders auftreten und mehr oder weniger auffällig sein. Es können in den ersten Tagen extreme Kopf-schmerzen, Blähungen, Schwitzen, Gereiztheit und Unwohlsein aufkommen, die nach ein paar Tagen wieder weggehen. Die Umstellung bedeutet Arbeit für den Organismus, den Körper, und ist deshalb ganz normal.

Wem allerdings oft schwindelig wird oder sich extrem unwohl fühlt, der sollte sich mit seinem Arzt absprechen.

Weiter kann sich die Haut erst einmal verschlimmern, wird fettig und pickelig. Das wäre auch ein ganz normales Zeichen dafür, dass der Körper über die Haut “entgiftet”.

Warum Detox-Suppen?

Detox Kuren drehen sich hauptsächlich darum mehr basenbildende Lebensmittel zu sich zu nehmen um die Säuren in unserem Körper zu regulieren und eventuelle Giftstoffe aus dem Körper zu schwemmen.

Basenbildende Lebensmittel sind pflanzliche Lebensmittel und da man bei einer Detox Kur hauptsächlich flüssige Gerichte zu sich nehmen sollte, um den Darm zu entlasten und zu reinigen, passen Suppen perfekt in den Speiseplan.

Saft Kuren haben zum Beispiel oft viel zu viel Zucker auf dem Speiseplan und viele Vitamine können oft nicht aufgenommen werden da sie essentielle Proteine und gute Fette brauchen um vom Körper verwertet zu werden.

Suppen sind toll weil sie nicht so sehr belasten wie Rohkost, außerdem werden viele Nährstoffe in Pflanzen erst mit dem erhitzen freigesetzt und wenn man Suppen püriert muss man sie auch nicht extrem lange kochen lassen, somit wird das Gemüse nicht "totgekocht".
Einige tolle Suppenrezepte funktionieren auch gut kalt und müssen gar nicht erhitzt werden wie z.B. Avocado- oder Gurkensuppe.

Mit den richtigen Zutaten wirken sich die Suppen gut auf unser Verdauungssystem aus, regen den Stoffwechsel an, wirken Darm reinigend und bringen viele Nährstoffe mit sich.

Unser Sättigungsgefühl wird zudem nicht nur primär dadurch beeinflusst wie viel wir zu uns nehmen, sondern welches Volumen an Nahrung.

Suppen enthalten viel Wasser oder Brühe, die kaum Kalorien enthalten aber die Menge erhöhen, so kann eine Suppe gut sättigen ohne zu viel Energie zuzuführen.

Suppen sind ebenfalls toll zum kochen für ein paar Tage im voraus. Einfach einfrieren oder für den nächsten Tag im Kühlschrank stehen lassen, dann auf kleiner Hitze schonend warm machen und genießen.

Was gehört in eine Detox-Suppe?

Kurz und knapp: Gemüse, Kräuter, Wasser. Detox Suppen sind auf pflanzlicher Kost gebaut. Wie oben schon erwähnt sind basenbildende Lebensmittel pflanzlicher Herkunft.

Es wird allerdings auf Blähendes Gemüse verzichtet, sowie Kohl (Weißkohl, Kohlrabi…)

Verzichtet wird auch auf Salz. Zu viel Salz speichert Wasser im Körper und wir wollen ja Entwässern um den Körper zu reinigen und nicht Wasser speichern.

Deshalb ist es wichtig mit gesunden Kräutern zu würzen damit die Suppen auch schmackhaft sind, außerdem kurbeln viele Kräuter und auch Knoblauch und Ingwer, den Stoffwechsel an und aktivieren die Leber, genauso wie bittere Lebensmittel (Chicoree, Artischocke, Grapefruit).

Tolle Gewürze sind:

- **Ingwer**
  (regt den Stoffwechsel an, fördert die Durchblutung, hilft bei Übelkeit, Verdauungsfördernde Wirkung)
- **Schnittlauch**
  (schleimlösende und antibakterielle Wirkung, hilft bei Magen Darm Beschwerden, Blutdrucksenkende Wirkung bei regelmäßigem Verzehr)
- **Basilikum**
  (hilft bei Verdauungsbeschwerden, Entzündungshemmende Wirkung)
- **Petersilie**
  (Blutreinigende Eigenschaften, Entwässernd, gut für Niere, Blase und Harnwege)
- **Zwiebeln**
  (z.B. gut bei Verdauungsbeschwerden, Blaseninfektionen, Hilft bei Erkältungen)
- **Knoblauch**
  (Vit. A/B/C, reich an Antioxidantien, Stoffwechselanregend)
- **Koriander**
  (antibiotische Wirkung, hilft bei Magen Darm Beschwerden, begünstigt das Ausschwemmen von Schwermetallen)

- **Cayennepfeffer**
  (ist kein Pfeffer sondern eine Chili Art. Die Inhaltsstoffe sind gut für Herz, Niere, Milz. Er regt den Kreislauf an und ist Verdauungsanregend)
- **Liebstöckel**
  (gut fürs Verdauungssystem, hilft die Fettverbrennung anzukurbeln und Giftstoffe aus zuleiten)
- **Chili**
  (dieser heizt dem Stoffwechsel ein. Das Capsaicin regt zudem die Verdauung an.)

Superfood Obst und Gemüse

In Obst und Gemüse steckt auch meist so viel mehr als wir denken.

Um nur ein paar zu nennen:
Die Rote Bete ist ja schon bekannt für Eisen und Folsäure und deshalb gut für Blutbildung, aber auch ist die rote Knolle vollgepackt mit Antioxidantien, die Leber und Darm reinigen.

Grapefruit sorgt dafür, dass die Fettsäuren einfacher und schneller abgebaut werden können und die bioaktiven Stoffe die die Grapefruit enthält unterstützen den Fettstoffwechsel und sind günstig für einen niedrigen Cholesterinspiegel.

Der Granatapfel darf auch nicht fehlen. In der Antike galt er schon als heilsam. Die sekundären Pflanzenstoffe haben entzündungshemmende Wirkungen und schützen die Zellen vor freien Radikalen.

Do´s and Dont´s

Während einer Detox Kur sollte man frisch gepresste Gemüse und Obst-Gemüsesäfte trinken, stilles Wasser und ungezuckerten Kräutertee. Man sollte ausreichend schlafen und Entspannungsübungen einbauen. Wechselduschen und Spaziergänge runden das Ganze ab.

Nicht machen sollte man: Rauchen und Alkohol trinken, zu wenig schlafen. Kaffee und gezuckerte Getränke trinken. Milch und Milchprodukte zu sich nehmen oder Extremsport treiben.

KAPITEL 2: DETOX ZUM ABNEHMEN

Warum die meisten Diäten nicht funktionieren? Das liegt daran, dass viele Diäten irgendetwas generell verbieten, also viel zu einseitig sind.

Man gelüstet die ganze Zeit genau nach dem was man nicht essen "darf", der Körper gibt einem Signale was er braucht um richtig funktionieren zu können.

Man bekommt schlechte Laune, evtl. hält man sich nicht daran, sondern "sündigt", fühlt sich danach noch schlechter, bekommt "Gewissensbisse" und denkt sich irgendwann: "Scheiß drauf, bringt ja eh nichts."

Wer es durchzieht und nach 2 Wochen wieder alles essen "darf", der fängt oft wieder ganz normal an zu essen, oder überisst sich erst einmal um alles aufzuholen und hat so ganz schnell wieder alles drauf was man evtl. losgeworden ist. Der JOJO Effekt.

Dieser hat den ganz natürlichen Effekt, dass der Körper alle Energielevel wieder auffüllen möchte nach einer sogenannten Hungersnot. Das sind noch die Gene die wir aus der Steinzeit haben. Zu dieser Zeit haben unsere Vorfahren in Zeiten wo sie nichts gefangen haben, oder im Winter wo es kaum etwas zu essen gab, komplett auf Sparflamme gelebt.

Der Körper greift auf Muskeln zurück um Energie zu bekommen, und wenn es dann mal wieder zu essen gab, hat man so viel gegessen wie möglich um den Körper für die nächste Hungersnot zu wappnen. Genau das passiert immer noch wenn man nach einer Nulldiät wieder anfängt zu essen. Die Depots werden aufgefüllt und das mit Fett, denn davon zehrt unser Körper während einer Hungersnot.

Deshalb ist es wichtig während einer "Diät" oder während des entgiftens ausreichend Vitamine und Nährstoffe zu sich zu nehmen. Sich nicht einseitig ernähren und auch nicht zu lange mit zu wenig Kalorien auskommen.

Die Insulinfalle

Lange Zeit hat man erzählt bekommen, dass man am besten 5 Mahlzeiten am Tag essen sollte anstelle nur 3 Mahlzeiten.
Dies ist allerdings nicht ganz so korrekt, vor allem wenn man mit dem Gewicht zu kämpfen hat.

Erstens ist man so oft schneller über der gewollten Kalorienzufuhr wenn man 5 Mahlzeiten am Tag isst, man kann zu schnell den einen Löffel zu viel essen und das dann mal 5, da kommen ein paar Kalorien zusammen.

Zweitens entsteht so die sogenannte "Insulinfalle". Jedes Mal wenn wir etwas essen steigt der Insulinspiegel an. Durch die Verdauung der Nahrung schüttet die Bauchspeicheldrüse neben den Verdauungssäften auch Insulin aus. In diesen Zeiten wo Insulin ausgeschüttet wird, wird die Fettverbrennung unterbrochen. Dies ist selbstverständlich nicht erwünscht wenn man überflüssige Pfunde loswerden möchte.

Vergleicht man also 5 kleine Mahlzeiten mit 3 normalen Mahlzeiten, gibt man dem Körper bei nur 3x essen wesentlich mehr Zeit für die Fettverbrennung. Damit ist auch gemeint, dass man Zuckerhaltige Drinks vermeiden sollte, denn damit wird selbstverständlich der Blutzuckerspiegel auch erhöht, genau wie bei einer Mahlzeit.

Man sollte sich wieder an seiner Kindheit orientieren. Frühstück, Mittag, Abendbrot und das zu ca den gleichen Uhrzeiten. Bei diesem Schema hat der Körper genug Zeit Kohlenhydrate abzubauen.

4 - 6 Stunden zwischen den Mahlzeiten wäre optimal für den Stoffwechsel. Selbst schlanke Körper brauchen Zeit um die Nahrung richtig zu verwerten.

Selbstverständlich ist nichts dagegen einzuwenden ab und zu auch mal eine Zwischenmahlzeit einzunehmen, ein paar Nüsse, eine Brühe oder einem Gemüsestick mit Hummus machen den Koch nicht fett, aber jeden Tag 5 Mahlzeiten die evtl. doch größer ausfallen als sie sollten können mit der Zeit überflüssige Pfunde an den Hüften bedeuten. Oftmals isst man diese Zwischensnacks auch völlig unüberlegt und zu schnell.

Lassen wir uns einfach mal wieder ein bisschen mehr Zeit und genießen unser Essen wieder etwas bewusster, als es schnell und auf dem Sprung runterzuschlucken.

KAPITEL 3: DETOX FÜR DIE GESUNDHEIT

Gesunder Darm

Der Darm ist einer der wichtigsten Organe in unserem Körper. Oft gehen Krankheiten von einem kranken oder überforderten Darm aus. Leider wird der Darm auch oft vernachlässigt, man spricht nicht drüber, man geniert sich wenn man Probleme hat, dabei ist ein gesunder Darm eine Voraussetzung für eine gute Gesundheit. Viele Menschen leiden Jahrelang unter Blähungen, Allergien, Darmproblemen, Verstopfung oder Durchfall.

Durch Fehlernährung, Übersäuerung, zu häufigen Antibiotika Einnahmen und der Einnahme anderer Medikamente kommt es oft zu einer Fehlbesiedlung des Darmes und so zu Gärungsprozessen im Darm.

Unseren Darm besiedeln über 100 verschiedene Bakterienarten. Diese sind überlebenswichtig für uns und wichtig für eine reibungslose Funktion des Darmes. Wenn diese gestört werden kann der Darm sich entzünden oder verpilzen und funktioniert nicht mehr richtig.

Für einen gesunden Darm sollte man sich also gesund Ernähren. Man sollte genug trinken (stilles Wasser, Kräutertee, Saftschorlen) ansonsten verlangsamen sich die Transportvorgänge im Organismus.

Zu Mahlzeiten sollte man nicht trinken, sondern davor und ca. eine Stunde danach, da sonst die Magensäure und Verdauungssäfte zu sehr verdünnt werden.

Essen sollte man nur wenn man auch wirklich hungrig ist. Langsam essen damit die Nahrung schon im Mund gut zerkleinert wird und der basische Speichel entsteht der wichtig für die Vorverdauung ist.

Wenn man schlingt und kaum kaut, kommt die Nahrung grob und nur unzureichend zerkleinert in den Magen was den Magen und die Säfte schon zu Hochleistungen auffordert. Dazu wird kaum Speichel produziert, die Vorverdauung nicht richtig in Gang gesetzt. Also am besten alles ausreichend kauen bis der Bissen fast flüssig ist.

Die beste Ernährung für einen gesunden Darm:

- Reichlich Gemüse, einen Teil schonend gegart der andere Roh
- Vollkornprodukte
  (allerdings nicht zu grobkörnig, das kann den Darm wieder belasten)
- getreideähnliche Samen
  (Quinoa, Amaranth, Buchweizen)
- Frischkäse, Käse, Milchprodukte in Maßen
- Eier, Fisch und Fleisch 1-2x die Woche

- wenn Süßigkeiten dann vollwertige *(möglichst kein weißer Zucker sondern Honig, Agavendicksaft)*
- genug Flüssigkeit in Form von stillem Wasser, Kräutertee, Gemüsesäfte und verdünnte Obstsäfte
- keinen oder wenig Alkohol

Nicht nur der Darm wird sich über eine gesunde vollwertige Ernährung freuen.

Darmreinigung für Anfänger

Eine Darmreinigung ist immer der erste Schritt vorm Fasten oder Entgiften. Alles was sich im Darm abgelegt hat, schädliche Darmbakterien wenn der Darm nicht mehr richtig funktioniert, die müssen raus damit der Darm sich wieder regenerieren kann.

Ich kann mich noch gut an meine erste Darmreinigung erinnern. Nicht so schön. Ich habe es mit Glaubersalz probiert, das hat scheußlich geschmeckt! Aber gewirkt.

Es gibt unterschiedliche sanfte Abführmittel die eine Darmentleerung unterstützen:

Flohsamenschalen:

Nicht nur zum Low Carb backen zu nutzen, sondern auch zum Darmreinigen. Man rührt einen Esslöffel davon in eine große Tasse mit lauwarmem Wasser ein und trinkt es zügig

(Flohsamenschalen gelieren wenn man zu lange wartet). Direkt mehr Wasser hinterher trinken so, dass man insgesamt auf einen halben Liter kommt. Dies ist wichtig, weil Flohsamenschalen durch die Eigenschaft, dass sie gelieren, genau das Gegenteil bewirken- sie verstopfen.

Zitronenwasser:

Saft einer halben Zitrone in einen halben Liter lauwarmes Wasser pressen und dies trinken, nicht auf einmal, aber in einem angenehmen Tempo.

Sauerkrautsaft:

Hat viel Vitamin C und Milchsäure. Diese lebenden Säuren (diese Milchsäuren kommen auch in einem gesunden Darm vor) entgiften und entschlacken nach und nach den ganzen Körper.

1-2 Gläser direkt nach dem aufstehen trinken, je nach Geschmack auch verdünnt auf ca. 3 Gläser machbar.

Pflaumensaft:

1 großes Glas nach dem Aufstehen trinken und viel Wasser über den restlichen Vormittag verteilt.

Pflaumensaft kann man auch gut während der Kur trinken da er dabei hilft den Blutzuckerspiegel stabil zu halten und den Säure-Basen Haushalt auszugleichen.

Apfelessig:
2 EL in 300 ml Wasser mischen und Schluckweise über den Vormittag verteilt trinken.

Stärkere Abführmittel wären z.B. das Glaubersalz:
wirkt schon nach ca. 1-3 Stunden, je nach Dosierung. Morgens 30g Glaubersalz (bekommt man in der Apotheke) in einem halben Liter Wasser auflösen und innerhalb 10-15 Minuten trinken. Jeder reagiert unterschiedlich auf das Salz, der eine merkt es sofort, der andere erst etwas später. Unbedingt genug trinken nach dem Abführen um das verlorene Wasser wieder zuzuführen.

Zu guter Letzt: der Einlauf!
Wer es richtig machen will, sollte noch einen Einlauf machen um den Darm zu spülen. Der Darminhalt wird durch einen Einlauf herausgelöst und schonend abtransportiert.
Man kann solch ein Set in der Apotheke kaufen und sollte sich genau an die Anleitungen halten.

Reflektion: Fasten ist nicht nur gut für die Organe sondern auch für den Kopf.
Es gibt viele die sich täglich gesund ernähren und trotzdem ein, zweimal im Jahr eine solch eine Kur machen. Es geht dann auch ums reflektieren, evtl. um sich neu zu strukturieren, eingeschlichene schlechte Gewohnheiten zu entdecken, sich wieder zu motivieren, manchmal hilft es auch wenn man Entscheidungen treffen muss, oder mit anderen Problemen zu tun hat, bei einigen

schlägt sich das Detox Fasten auch auf die Psyche. Einige sind etwas sensibler als sonst, man denkt über Dinge nach die einen evtl schon etwas länger im Kopf rumschwirren.
Spaziergänge, etwas Zeit für sich, eventuell Meditieren, sich etwas gutes tun, mal offline sein für einen Tag, sich Gedanken um das Essen machen und was man seinem Körper als Brennstoff gibt ist eine gute Zeit um alles um einen herum auch mal wieder wahrzunehmen.

Für wen Detox nichts ist

Für manche Menschen ist eine Detox Kur allerdings nicht geeignet. Menschen die unter Gicht, Arthritis, Diabetes, eingeschränkter Nierenfunktion oder anderen ernsthaften Erkrankungen leiden, sollten immer erst den Arzt befragen ob sich Fasten/Detox für sie eignet. Zuviel trinken und gewisse Nahrungsmittel können hier zu Krankheits-Schüben führen.

Menschen mit Kreislaufstörungen oder Herzrhytmusstörungen sollten unbedingt vorher mit dem Arzt besprechen ob sie so eine Kur machen können. Auch diejenigen die eine Erkältung oder Grippe haben, sollten warten bis sie wieder gesund sind.

Für diejenigen die im Job sehr gestresst sind, sollten auf keinen Fall im Alltag fasten. Es ist fordernd und sollte am besten im Urlaub gemacht werden wenn man sich entspannen kann und Zeit hat.

Kapitel 4: Säfte, Tee & Detox Wasser

Fatburner Säfte (grüne Säfte sind hier am empfehlenswerten). Reine Obstsäfte haben zu viel Zucker. Das bedeutet kein Detox mehr. Am besten Säfte mit 70%Gemüse und 30%Obst)
Vor allem die grünen Blätter (Grünkohl, Spinat, Rucola..) sind super gesund da in diesen Blättern Chlorophyll enthalten ist. Dies hilft dem Körper das Blut zu reinigen. Ob Frühstück, Mittag, Abendessen oder als Snack, diese Drinks kannst du dir zu jeder Tageszeit zubereiten und sind super Variabel. Auch nach der Kur ruhig ab und zu in den Tagesplan mit einbauen.

Kein Kaffee, kein Alkohol
Während der Kur ist es wichtig gesüßte Drinks, Kaffee und Alkohol wegzulassen.

Alkohol erklärt sich von selbst, es ist ein Gift für unseren Körper. Sobald wir Alkohol trinken wird unser Körper erst einmal dafür sorgen, dass dieser abgebaut wird. Erst danach wird wieder Fett verbrannt und sich um andere Dinge gekümmert. In der Detox Phase wollen wir unserem Körper ja etwas Gutes tun und deshalb sollte man diese Art von Gift nicht zu sich nehmen.

Auf Kaffee sollte man auch verzichten. Dem körperlichen Reinigungsprozess zuliebe. Kaffee zählt zu den säurebildenden

Lebensmitteln und kann im Magen die Salzsäureproduktion begünstigen und dadurch den Magen reizen.

Kaffee ist allerdings nicht so schlecht wie sein Ruf, dennoch sollte man in der Detox Woche auf Kaffee verzichten (das gleiche gilt dem Schwarztee) und anstelle von lieber einen Grüntee oder Ingwertee trinken.

Grüner Tee und Zitrusfrüchte

Grüner Tee kurbelt unseren Stoffwechsel an und kann bei der Fettverbrennung helfen. Die Bitterstoffe zügeln den Hunger und grüner Tee hat eine antioxidantische Wirkung.

Genauso helfen Zitrusfrüchte unserem Körper sich von freien Radikalen zu befreien. Die Bitterstoffe, vor allem auch in der Grapefruit, mindern auch das Hungergefühl und halten den Blutzucker niedrig. Das Kalium in der Grapefruit hilft zudem bei der Entschlackung.

Kräutertee

Frischer Kräutertee ist schnell gemacht und man weiß auch noch genau was drin steckt.

Es gibt aber auch getrockneten Tee in Apotheken oder Reformhäusern die sich gut eignen.

Am besten geeignet für eine Detox Woche sind Ingwer Tee, Brennnessel, Löwenzahn und Wegerich, die letzten drei sind vor allem gut geeignet wegen ihrer entwässernden Wirkung.

KAPITEL 5: REZEPTE

Um selber Suppen zu kochen brauchst du nur einen großen Topf und einen Pürierstab. Dieser ist wichtig damit das Gemüse nicht zu lange kochen muss und somit mehr Nährstoffe erhalten bleiben und viele Suppen werden erst mit dem pürieren so richtig schön cremig.

Super wären selbstverständlich frische Kräuter, entweder in einem Topf oder aber frisch geschnitten gekauft.
Wer das Gefühl hat nicht ganz auf Salz verzichten zu können, der benutzt ein kleines bisschen Salz, aber vielleicht nutzt man die Kur ja auch dafür sich wieder an den Geschmack von mehr Kräutern und weniger Salz zu gewöhnen.

Wer mit einem Mixer arbeitet und nicht mit einem Pürierstab muss vorsichtig sein, denn eine heiße Suppe kann je nach Mixer ein Vakuum erzeugen und dann beim öffnen des Mixers heiße Suppe heraus spritzen lassen. Oder aber wenn man den Deckel nicht richtig festhält kann dieser auch von dem Dampf rausgedrückt werden und du hast die Suppe überall.

Also entweder die Suppe vorm mixen etwas abkühlen lassen, oder den Mixer mit einem Tuch abdecken beim öffnen. Den Deckel schön fest halten. Sonst kann man sich ordentlich verbrennen.

Gemüsebrühe und Pulver selbstgemacht (auch zum trinken für zwischendurch)

Je nachdem wie viel Aufwand man in Kauf nehmen möchte kann man entweder Gemüse kochen und den Sud nehmen und in kleinen Portionen (z.B. Eiswürfelbehälter) einfrieren, oder aber ein Gemüsepulver herstellen, dafür muss man aber die Gemüsemasse ca. 1,5-12 Std im Ofen trocknen lassen, je nach Herstellungs-Methode.

Fangen wir mit der ganz normalen Brühe an.

NORMALE BRÜHE

Die Grundzutaten sind für alle Herstellungsmethoden: Sellerie, Karotten, Lauch, Champignons, Zwiebeln, Pastinake, Petersilienwurzel, Liebstöckel, Petersilie, Knoblauch. Nicht geeignet sind Kohlsorten, Wirsing oder Weißkohl, Kohlrabi, da diese stark aufblähend wirken können. Das möchte man während der Kur vermeiden um den Darm zu schonen.

Diese kann man variieren je nach Lieblingsgemüse mehr oder weniger nehmen oder wenn man etwas gar nicht mag, dann kann man es einfach weglassen. Experimentieren erwünscht.

Zutaten für 3 Liter Brühe können sein:

- 3 L Wasser
- 3 KG Gemüse nach deiner Wahl
- (z.B. Möhren, Zucchini, Sellerie, Zwiebeln, Pastinake, 1 Handvoll frische Kräuter: Petersilie, Thymian, Basilikum)
- 3 Pfefferkörner
- wer möchte kann noch ein Lorbeerblatt oder 1-2 Pimentkörner dazugeben

Anleitung:

Für die Gemüsebrühe das Gemüse in kleine gleichgroße Würfel schneiden, ca. 1x1 cm.
Diese mit dem Wasser und den Gewürzen und dem kalten wasser in einen große Topf geben. Unter rühren einmal aufkochen lassen, dann ca 60 Minuten bei kleiner Hitze ziehen lassen. Es sollte nicht mehr köcheln, also keine Blasen werfen, sondern nur auf kleiner Hitze ziehen lassen.
Das Gemüse und die Pfefferkörner absieben. Das Gemüse ist mittlerweile ohne Nährstoffe also kann man dieses ruhig auf den Kompost geben.

Die Gemüsebrühe hält sich gut im Kühlschrank für ein paar Tage oder man kocht mehr und friert sie in kleinen Portionen ein. Z.B. mit dem Eiswürfelbehälter kleine Portionen machen, oder in kleinen Dosen, Tüten. Dann hat man immer eine Portion bereit und muss nicht die ganze Menge auftauen.

GEMÜSEBRÜHE PULVER

Für diese Variante braucht man ein bisschen mehr Zeit, aber dann hat man getrocknetes Brühpulver das lange hält.

Ich nehme z.B. Zwiebeln, Knoblauch, Möhren, Lauch, Pastinake, Petersilie, Liebstöckel.

Den Ofen auf 80 Grad Umluft vorheizen.
Die Zwiebel in ganz feine Würfel schneiden.
Knoblauch ganz fein schneiden.
Möhre und Pastinake ganz fein reiben oder mit der Küchenmaschine zu feinen Fäden zerhäckseln. Lauch in ganz feine Ringe schneiden. Petersilie und Liebstöckel fein hacken.
Dann alles auf einem Backblech verteilen. Es sollte gut verteilt sein und nicht aufeinander liegen.
In den Ofen auf die mittlere Schiene schieben.
Nach 30 Minuten aus dem Ofen holen und vorsichtig etwas wenden.
Nach weiteren 30 Minuten wiederholen und nochmal für 30 Minuten in den Herd schieben. Den Ofen ausschalten und das Blech noch in der Restwärme stehen lassen für 1-2 Stunden. Jetzt am besten in eine große Auflaufform füllen und an einem warmen trockenen Platz für die nächsten 2 Tage stehen lassen um die Restfeuchtigkeit entweichen zu lassen.

Man kann sie selbstverständlich zum kochen schon vorher verwenden, wenn man sie z.B. mit dem Mörser zu Pulver zerkleinern möchte sollte man sie vollständig trocknen lassen.
Mit getrockneten Gewürzen kann man sie im nachhinein noch aufpäppeln. (Curry, Kreuzkümmel, Thymian, Oregano,etc)
Das Pulver oder die gekörnte Brühe in ein Glas mit Schraubverschluss füllen.

Eine Freundin von mir hat dieses “Pulver” anders hergestellt und zwar mit dieser Methode:

Die ausgewählten Gemüsesorten schälen, putzen oder waschen in grobe Stücke schneiden und in den Mixer geben. Dann zu kleinen Stückchen häckseln. Aber Vorsicht, nicht zu Mus werden lassen!
Den Ofen auf 60 Grad vorheizen.

Wem eine Gemüsepaste reicht, der ist jetzt fertig. Wer ein länger Haltbares Pulver möchte der füllt die Masse auf ein Blech und lässt es bis zu 4 Stunden im Ofen backen.
Zwischendurch die Gemüsestückchen wenden damit es an allen Seiten getrocknet wird.
Am Ende sollte das Pulver so trocken sein das es zwischen den Fingern zerbröseln kann.
Dann noch einmal in den Mixer oder in den Mörser um ein ganz feines Pulver zu bekommen.

Diese Gemüsebrühen nutzt man ganz genau so wie die gekauften. Der Geschmack wird für Leute die gekaufte und gesalzene Brühe gewohnt sind sehr ungewöhnlich und fad schmecken, aber das ist ganz normal, die Zunge muss sich nur umgewöhnen.
Ein kleines bisschen Salz ist auch völlig ok, aber während der Kur bitte nur ganz wenig.

Süßkartoffelsuppe

Zutaten für 1 Portion:

- 1 Schalotte
- 1 kleines Stück Ingwer (ca 1 cm)
- 1 EL Kokosöl/Olivenöl
- 1 große Süßkartoffel
- ¼ L Gemüsebrühe, ungesalzen
- Koriander, fein gehackt
- Currypulver
- Pfeffer
- Chiliflocken

Anleitung:

Die Schalotte und den Ingwer waschen, schälen, klein hacken. Dann das Öl im Topf erhitzen, bei mittlerer Hitze, Ingwer und Schalotte darin andünsten.

Die Süßkartoffel waschen und in gleichgroße Stücke schneiden. Kurz mitbraten lassen, dann mit der Brühe ablöschen. Alles für ca 15-20 Minuten Köcheln lassen. Mit dem Pürierstab oder Mixer pürieren.

Mit Curry, Pfeffer und Chili abschmecken, frischer Koriander zum Schluss darunter rühren.

BUNTE GEMÜSESUPPE

Zutaten für 2 Portionen:

- 20 ml Wasser
- 1 kleine rote Zwiebel, fein gewürfelt
- 1 Knoblauchzehe, fein geschnitten
- 1 Selleriestange, in feine Stücke geschnitten
- 1 kleine Karotte, in dünne Scheiben geschnitten
- ½ Kopf Brokkoli, die Röschen abgetrennt
- 6 Cocktailtomaten, halbiert
- 1 TL frischer Ingwer, geraspelt
- etwas Cayenne Pfeffer und schwarzer Pfeffer zum abschmecken
- 480 ml Wasser
- 60 g Grünkohl
- frischen Koriander, Basilikum oder Petersilie
- Saft einer halben Zitrone
- die andere Hälfte nach Geschmack zum nachwürzen nehmen

Anleitung:

In einem großen Topf die 20 ml Wasser erhitzen auf medium Hitze.

Dann die Zwiebel und den Knoblauch darin dünsten, ca 2 Minuten.

Den vorbereiteten Sellerie, Karotte, Brokkoli, Tomaten und Ingwer dazugeben und ca 3 Minuten kochen, dann das extra Wasser dazu gießen. Mit Pfeffer und Cayenne würzen.

Bei geringer Hitze für ca. 10-15 Minuten köcheln lassen. Das Gemüse sollte gar aber nicht zu weich sein.
Zum Schluss den Grünkohl, die frischen Kräuter und den Zitronensaft dazu und für die letzten 2-3 Minuten köcheln lassen bis der Grünkohl zerfallen ist.
Wer möchte kann dann zum servieren noch die andere Hälfte der Zitrone über die Suppe träufeln und mit extra Kräutern würzen.

KÜRBIS-SÜßKARTOFFEL SUPPE

Zutaten für 4 Portionen:

- 1 TL Kokosöl
- 1 kleine rote Zwiebel, fein gewürfelt
- 1 kleine Knoblauchzehe
- 1 Karotte, in kleine Stücke geschnitten
- 1 Sellerie Stange, in feine Scheiben geschnitten
- 1 kleine Süßkartoffel, gewaschen und in mundgerechte, gleichgroße Stücke geschnitten
- ¼ oder ½ Kürbis (je nach Größe), in gleichgroße Stücke geschnitten wie die Süßkartoffel
- ¼ Blumenkohl, die Röschen abgetrennt
- 6 Cocktailtomaten, geviertelt
- 1 TL getrocknete Kräuter(Mix: Oregano, Thymian…)
- frische Petersilie
- etwas Pfeffer und Chiliflocken zum würzen

Anleitung:

In einem großen Topf das Öl erhitzen und Zwiebel und Knoblauch darin dünsten bis sie glasig sind. Dann die Karotte und den Sellerie dazugeben, für ca 3 Minuten auf kleiner Flamme dünsten lassen. Süßkartoffel, Kürbis und Blumenkohl dazugeben, für ca 5 Minuten mitdünsten lassen. Am besten den Deckel drauf damit keine Feuchtigkeit entweichen kann. Falls es doch kurz vorm anbraten ist schon ein kleines bisschen Wasser dazugeben.

Nach diesen 5 Minuten die Tomaten und das Wasser dazugeben und gut umrühren. Zum kochen bringen und dann bei kleiner Hitze 20-30 Minuten köcheln lassen. Je nach Größe der Kürbis und Süßkartoffelstücke braucht es länger oder kürzer bis sie gar aber nicht überkocht sind.
Mit Gewürzen abschmecken und zum servieren frische Petersilie drüberstreuen.
Im Kühlschrank hält sich die Suppe gut ein paar Tage in einer Frischhaltedose.

GRÜNE DETOX SUPPE

Zutaten für 2 Portionen:

- 1 L Wasser
- 1 kleine rote Zwiebel, in Stücke geschnitten
- 1 kleine Knoblauchzehe, fein geschnitten
- 4 Selleriestangen, in grobe Stücke geschnitten
- 1 grüne Paprika, entkernt und in grobe Stücke geschnitten
- 5 Handvoll frischer Spinat
- 1 kleiner TL Ingwer, gerieben
- zum würzen je nach Belieben mit Cumin, Pfeffer, Chiliflocken
- etwas frische Minze und Basilikum zum toppen
- optional etwas Kokosmilch

Anleitung:

In einem großen Topf zwei EL von dem Wasser erhitzen und die Zwiebel und den Knoblauch darin dünsten, dann den Sellerie dazugeben und kurz mit anbraten.

Dann die Paprika, den Spinat und den Ingwer dazugeben und alles auf mittlerer Hitze für ca. 10-15 Minuten köcheln lassen bis alles gar ist.

Mit Pfeffer und Cumin würzen und alles mit dem Mixer oder dem Pürierstab pürieren.

Zum servieren die frischen Kräuter und etwas Chiliflocken darüber streuen, wer mag gibt noch etwas Kokosmilch dazu.

Rote Bete Suppe

Zutaten für 1 Portion:

- 250 g rote Bete
- 1 Stück Ingwer,1-2 cm
- 1 kleine rote Zwiebel
- 1 EL Olivenöl
- 200 ml Gemüsebrühe, ungesalzen
- 2 EL Kokosmilch (gerne die dickflüssige Schicht)
- 1 TL Cayennepfeffer
- Pfeffer zum abschmecken
- Optional frische Kräuter zum servieren(Thymian, Petersilie, Schnittlauch…)

Anleitung:

Zwiebel und Ingwer schälen und in feine Würfel schneiden.

Rote Bete schälen und in kleine, gleichgroße Stücke schneiden.

Olivenöl in einem Topf heiß werden lassen auf mittlerer Hitze, dann Zwiebel und Ingwer kurz andünsten lassen und die rote Bete dazugeben und kurz mitbraten lassen.

Dann mit der Gemüsebrühe ablöschen und köcheln lassen bis die Bete weich geworden ist. Je nach Größe der Stückchen ca 15-30 Minuten. Die Kokosmilch und den Cayennepfeffer dazugeben und alles schön cremig pürieren. Je nach Konsistenz gerne mit noch etwas Brühe verdünnen. Mit Pfeffer abschmecken.

Zum servieren die frischen Kräutern drüberstreuen.

MÖHRENSUPPE

Zutaten für 2 Portionen:

- 1 EL Kokosöl
- 1 Zwiebel, fein gehackt
- 1 kleine Knoblauchzehe, fein gehackt oder gepresst
- 200 g Möhren, geschält oder gewaschen und in gleichgroße Stücke geschnitten
- 300 ml Gemüsebrühe
- 1 TL frisch geriebener Ingwer
- etwas Pfeffer und Cayennepfeffer, wer möchte ein paar Chiliflocken
- 50 ml Kokosmilch
- Optional: frische Kräuter wie z.B. Koriander, Basilikum, Petersilie, Thymian

Anleitung:

Das Öl in einem Topf erhitzen und Zwiebeln und Knoblauch andünsten lassen. Möhren dazugeben und ebenfalls andünsten.
Dann die Gemüsebrühe dazu gießen und einmal aufkochen lassen. Ingwer, Pfeffer und Cayenne dazugeben. Auf kleiner Flamme ca 15 Minuten köcheln lassen. Mit dem Pürierstab oder dem Mixer fein pürieren.
Wer möchte gibt dann noch die Kokosmilch dazu, erhitzt nochmal kurz, ein letztes Mal gut rühren oder pürieren.
Mit den frischen Kräutern garnieren.

TOMATENSUPPE

Zutaten für 2 Portionen:

- 1 Knoblauchzehe
- 1 kleine rote Zwiebel
- 1 EL Kokosöl/Sesamöl oder Olivenöl
- 1 KG Tomaten
- 500 ml Gemüsebrühe, ungesalzen
- 200 ml Kokosmilch
- 2 Handvoll frischer Basilikum
- 1 EL Thymian
- Chiliflocken, nach Geschmack
- Pfeffer zum abschmecken.

Anleitung:

Knoblauch und Zwiebel schälen und klein schneiden. Tomaten häuten (Wasser kochen lassen, Tomatenschale unten in Kreuzform anritzen, dann für ein paar Sekunden in das heiße Wasser legen und die Schale abziehen, Finger nicht verbrennen). Den Strunk entfernen und in Würfel schneiden.

Das Öl in einem Topf erhitzen und Knoblauch und Zwiebel kurz darin glasig andünsten.

Die Tomaten und die Gemüsebrühe dazugeben. Ca. 15 Minuten auf mittlerer Hitze köcheln lassen, dann Gewürze und Kokosmilch dazugeben, pürieren und noch einmal unter rühren kurz erhitzen.

AVOCADO SUPPE

Zutaten für 2 Portionen:

- 1-2 reife Avocado (je nach Größe)
- 1 kleine rote Zwiebel
- 1 kleine Knoblauchzehe
- 1 EL Kokosöl/Olivenöl
- Saft einer halben Zitrone
- eine Handvoll frischen Basilikum
- 1/2 L Gemüsebrühe (nicht gesalzen), wer die Suppe etwas dicker mag nimmt etwas weniger Brühe
- ein paar Chiliflocken, nach Geschmack

Anleitung:

Die Avocados halbieren, entkernen und das Fruchtfleisch aus der Schale lösen. In gleichgroße Stücke schneiden.

Zwiebel und Knoblauch werden geschält und gewürfelt, anschließend das Öl in einem Topf heiß werden lassen (auf mittlerer Hitze) und Knoblauch und Zwiebel glasig dünsten. Die Avocado Stückchen dazugeben und kurz mitdünsten.

Die Zitrone auspressen und den Saft mit in den Topf geben, die Basilikum Blätter auch, dann alles mit einem Pürierstab oder im Mixer pürieren.

Die Brühe hinzufügen und kurz alles zusammen erhitzen und gut verrühren. Mit Chili und Pfeffer abschmecken.

GEMÜSESUPPE

Zutaten für 2 Portionen:

- 1 rote Zwiebel
- 2 cm frischer Ingwer
- 1 Chilischote
- 1 Kohlrabi
- 1 große Kartoffel
- 1 Möhre
- 1 Stange Lauch
- 2 EL Olivenöl
- 700 ml Gemüsebrühe, ungesalzene
- eine Handvoll Koriander
- etwas frischen Thymian
- frisch gemahlener Pfeffer zum abschmecken

Anleitung:

Zwiebel und Ingwer schälen und fein würfeln. Die Chilischote waschen und in Ringe schneiden, wer es nicht so gerne scharf möchte, der entfernt die Kerne.

Kohlrabi, Kartoffel und Möhre schälen und in gleich große Mundgerechte Stücke schneiden. Lauch waschen und in Ringe schneiden.

In einem Topf das Öl erhitzen und Zwiebel, Ingwer und Chili darin kurz anbraten.

Die Gemüsebrühe dazugeben und gut unterrühren, dann das Gemüse mit in den Topf und alles bei mittlerer Hitze für ca 15 Minuten köcheln lassen. Das Gemüse sollte gar aber noch leicht knackig sein.

Koriander und Thymian fein hacken und zum Schluss in die Suppe geben. Mit dem frischen Pfeffer abschmecken.

KALTE GURKENSUPPE

Zutaten für 1-2 Portionen:

- 3 Gurken
- 1 Knoblauchzehe
- ein Schuss Kokosmilch (oder mehr je nach persönlichem Geschmack, wer mag kann auch ein Päckchen Soja Cuisine nehmen)
- Koriander oder Schnittlauch
- etwas Pfeffer und Chiliflocken
- 1 EL gemahlene Nüsse
- Saft einer Limette
- Wer mag kann noch ein paar Eiswürfel nehmen um die kalte Suppe richtig erfrischend zu machen

Anleitung:

Gurken waschen und in kleine Würfel schneiden, Knoblauch schälen und vierteln. Zusammen mit der Kokosmilch pürieren.
Dann die Gewürze dazugeben und nochmal pürieren. Dann die Nüsse untermischen und den Limettensaft.
Die Eiswürfel ganz zum Schluss unterrühren.

GRÜNKOHL-MÖHREN SUPPE

Zutaten für 3-4 Portionen:

- 1 EL Olivenöl
- 1 weiße Zwiebel, fein geschnitten
- 2 Knoblauchzehen, fein geschnitten
- 4 Karotten, in kleine Stücke geschnitten
- 4 Sellerie Stangen, in kleine Stücke geschnitten
- 1 Bund Grünkohl, geschnitten
- 2-3 EL getrocknete Kräuter oder eine Handvoll frische Kräuter (z.B. Rosmarin, Thymian, Petersilie, Koriander)
- 1 Tasse Bohnen oder Linsen (ungekocht)
- 1,5 L Wasser oder Gemüsebrühe (evtl etwas mehr)

Anleitung:

In einem großen Topf wird zuerst das Öl erhitzt, auf kleiner Hitze. Die Zwiebel und den Knoblauch darin dünsten bis sie glasig sind. Dann alle anderen Zutaten dazugeben und je nach Bohnen, Linsen ca. 40-60 Minuten köcheln lassen, auf kleiner Hitze.
Wem die Suppe zu dick wird, der fügt noch etwas extra Wasser dazu.

BOHNEN-ZUCCHINI SUPPE

Zutaten für 2-3 Portionen:

- 450g grüne Bohnen, in Stücke geschnitten
- 6 Sellerie Stangen, in Stücke geschnitten
- 1,5 KG Zucchini, geschnitten
- 2 Bund Baby Spinat
- 1 große Zwiebel, geschnitten
- 4 Knoblauchzehen, fein geschnitten
- 1 Bund Basilikum
- 1 Bund Petersilie
- 1 Liter Wasser oder Gemüsebrühe
- Optional: Pfeffer, Chiliflocken, Cumin

Anleitung:

Bohnen, Sellerie und Zucchini in einem großen Topf dünsten, bei mittlerer Hitze und evtl. einem Schuss Wasser, bis sie gar sind.

Dann Zwiebel, Knoblauch, Spinat und den Liter Wasser dazugeben und für ca. 20 Minuten köcheln lassen.

Zum Schluss den gehackten Basilikum und die Petersilie dazugeben.

Nach eigenem belieben kann man die Suppe entweder so genießen oder noch pürieren um einer cremige Suppe zu bekommen.

THAI-STYLE GEMÜSESUPPE

Zutaten für 4-6 Portionen:

- 1 EL Kokosöl
- 1 mittelgroße Zwiebel, geschnitten
- 4 Knoblauchzehen, fein geschnitten
- 1 Liter Wasser oder Gemüsebrühe
- 400g Tomaten, gestückelt
- 100 g Karotten, in kleine Stücke geschnitten
- 2 Sellerie Stangen, in Stücke geschnitten
- 2 cm großes Stück Ingwer, gerieben oder fein geschnitten
- 1 TL Kurkuma
- ½ TL frischer gemahlener Pfeffer
- 160 ml Kokosmilch
- 250 g Grünkohl
- 1 EL Apfel Essig
- je eine Handvoll gehackter Koriander und Petersilie
- Optional 1 EL Sojasauce

Anleitung:

Das Kokosöl in einem großen Topf auf mittlerer Hitze erhitzen, dann Zwiebel und Knoblauch andünsten bis sie glasig sind.

Tomaten, Karotten, Sellerie, Ingwer, Gewürze und Kokosmilch dazugeben, kurz andünsten und mit dem Wasser ablöschen. Zum kochen bringen und dann bei kleiner Hitze ca. 20-30 Minuten köcheln lassen, bis das Gemüse gar ist.

Zum Schluss den Grünkohl dazugeben und ca eine Minute mitkochen lassen bis er "welkig" aussieht.

Zum Schluss den Essig und die Kräuter unterrühren.

SCHARFE-PAPRIKA SUPPE

Zutaten für 3-4 Portionen:

- 1 EL Olivenöl oder Kokosöl
- 2 große Paprika, entkernt und grob geschnitten
- 2 Karotten, in grobe, gleichgroße Stücke geschnitten
- 1 kleine rote Zwiebel, geschnitten
- 2 Knoblauchzehen, fein geschnitten
- 1 Liter Wasser oder Gemüsebrühe
- ¼ TL Cayenne Pfeffer
- ¼ TL Chiliflocken
- ½ TL gemahlener Pfeffer
- 1 Handvoll Cashew Nüsse

Anleitung:

Das Öl in einem großen Topf bei mittlerer Hitze erhitzen und die Zwiebel, Knoblauch, Karotten und Paprika darin dünsten, mit einem Deckel abdecken. Ca. 10 Minuten lang, ab und zu umrühren damit sie nicht anbrennen.

Dann das Wasser dazugeben, die Gewürze auch und kurz aufkochen lassen. Hitze reduzieren und alles für ca. 20 Minuten köcheln lassen.

Vom Herd nehmen und die Cashew Nüsse dazugeben. Dann alles mit dem Pürierstab oder im Mixer cremig pürieren.

DETOX-WASSER

Detox Wasser ist im Endeffekt gepimptes Wasser mit Verdauungsfördernden, Stoffwechsel anregenden Kräutern. Einmal gekocht kann es abkühlen und den Tag über getrunken werden, oder man legt einfach ein paar Gesunde Beeren in das kalte Wasser und lässt es am besten ein paar Stunden ruhen damit sich die Aromen herauslösen können.

GURKEN-ZITRONEN WASSER

Ein paar Gurkenscheiben, Zitronenscheiben/Limettenscheiben ins Glas oder in eine Trinkflasche füllen mit Wasser übergießen und etwas stehen lassen.

HEIDELBEER DRINK

Eine Handvoll Heidelbeeren ins Glas/Flasche geben, entweder frische oder gefrorene. Ein paar Minzblätter und zwei Orangenscheiben oder Zitronenscheiben dazu.
Blaubeeren sind voll mit Antioxidantien die entzündungshemmend wirken.

ERDBEER-MINZ WASSER

Frische Minzblätter, dünne Erdbeerscheiben und ein, zwei Zitronenscheiben.

INGWER-WASSER/TEE

Hierfür wird frischer Ingwer geraspelt oder in feine Scheiben geschnitten und mit heißem aber nicht mehr kochendem Wasser übergossen. Je nach gewünschtem Geschmack ca. 20 Minuten ziehen lassen und evtl. mit etwas Zitronensaft verfeinern. Minze oder Salbei passt auch gut dazu.
Heiß kann er als Tee getrunken werden und abgekühlt den ganzen Tag über.

OBSTSALAT

Zuviel Obst sollte man während der Detox Kur nicht zu sich nehmen, aber ab und zu ein kleiner Obstsalat ist total in Ordnung. Da wir auch auf Milch verzichten, entweder zusammen mit etwas Sojajoghurt oder einfach pur.

Das könnte wie folgt aussehen:

- 1 Banane
- 1 Apfel

- 1 Blutorange
- 1 Kiwi
- Saft einer halben Zitrone
- ein paar Mandeln als Topping
- Optional etwas Zimtpulver, frische Minze

Anleitung:
Das Obst schön klein schneiden und zusammen mit dem Zitronensaft vermischen. Wer möchte streut noch etwas Zimt drüber und mischt ein paar zerkleinerte Minzblätter mit rein.
Mandeln je nach wie man es lieber hat entweder ganz oder gehackt darüber geben.

FRÜCHTETELLER

Zutaten für eine Portion:

- ½ Babyananas
- 1 Kiwi
- ½ Mango
- ½ Orange
- 1 Dattel
- Optional ein paar Mandeln

Alles putzen, schälen und schön in appetitliche Stücke oder Scheiben schneiden. Schön auf einem Teller anrichten.

Grapefruit

Grapefruit ist ein super gesunder Snack fürs Frühstück oder für zwischendurch. Das bittere der Grapefruit ist toll für die Leber und die Enzyme in der Grapefruit sollen auch dabei helfen Fett zu verbrennen. Entzündungshemmende Wirkung hat sie auch.

Einfach Mittig durchschneiden (nicht an der Fruchtstiel Seite sondern Bäuchlings) und auslöffeln.

Wem es zu bitter ist der kann mit ein klein wenig Agavendicksaft oder Honig aushelfen, aber nur ein wenig.

Frische Säfte

Wenn Säfte, dann am besten frisch gepresst.

In den gekauften ist oft viel zu viel Zucker zugesetzt.

Für die Detox Kur am besten als Smoothie zu sich genommen, denn im Fruchtfleisch stecken gute Ballaststoffe. Beim Entsafter kommen diese nicht mit in den Saft.

SMOOTHIES

Was Smoothies angeht, hier ist im Normalfall alles erlaubt was einem schmeckt. Ob Himbeeren, Mango, Apfel, Banane, Spinat, Gurke, Milch, Kokosmilch, Sojamilch, etc.
Während der Detox Kur sollte man aber schauen, dass man mehr Gemüse als Obst in den Smoothie packt (wegen dem Zucker im Obst) und die Kuh Milch weg lässt.

Für einen grünen Smoothie wählt man zuerst eine grüne Grundlage (z.B. Gurke, Grünkohl, Spinat, Salat, oder Kräuter). Dann ein bis zwei Obstsorten (Himbeeren, Banane, Erdbeeren, Birne, Apfel).
Optional kann man noch die sogenannten Superfoods dazugeben (Ingwer, Matcha, Chia, Goji Beeren)
Dann noch die Flüssigkeit deiner Wahl (Kokoswasser, Mandelmilch, Kokosmilch, Wasser, Saft oder Tee)

Hier ein paar Inspirationen:

KOKOS-BEEREN SMOOTHIE

Zutaten für eine Portion:

- 1 Tasse Kokoswasser
- 1 Tasse Mandelmilch
- 1 Tasse gefrorene Beeren
- 1 EL Kokosöl
- 1 Handvoll frischer Babyspinat
- ein paar Minzblätter

Anleitung:

Alles in den Mixer geben und schön cremig mixen lassen.

KAROTTEN-BIRNEN SMOOTHIE

Zutaten für einen Smoothie:

- 2 reife Birnen
- 4 Karotten
- Saft einer Limette
- 1 EL Olivenöl
- (optional etwas Wasser)

Anleitung:

Für hartes Gemüse wie Karotten braucht man entweder einen Entsafter oder aber einen richtig guten Mixer!

Birnen schälen und das Gehäuse entfernen, Karotten waschen oder schälen, Limette auspressen und alles mit dem Olivenöl in den Mixer geben.

Oder erst Birne und Karotte in den Entsafter geben, dann mit dem Limettensaft und dem Öl gut verrühren.

AVOCADO SMOOTHIE

Zutaten für eine Portion:

- ½ Limette (der Saft)
- ½ Avocado
- 1 reife Kiwi
- ½ Gurke
- 1 Stk. Ingwer (1cm)
- 1 Apfel oder 50 ml naturtrüber Apfelsaft

Anleitung:

Limette auspressen und den Saft in ein hohes Gefäß geben.

Den Stein aus der Avocado lösen und das Fruchtfleisch herauslösen, zum Zitronensaft geben.

Kiwi und Gurke schälen und zu groben Stücken schneiden, Apfel entkernen, und gleichgroße Stücke schneiden, Ingwer schälen und alles zur Avocado geben.

Mit dem Stabmixer oder einem Küchenmixer pürieren.

Wem es zu dickflüssig ist kann noch etwas stilles Wasser dazugeben.

AVOCADO MANGO SMOOTHIE

Zutaten für 1 Portion:

- ½ Avocado
- ½ Mango
- ½ Limette, Saft
- 100 ml Mandelmilch, Reismilch oder Wasser (je nach Geschmack)

Anleitung:

Avocado entsteinen (oder die übriggebliebene Avocadohälfte vom anderen Smoothie nehmen), Fruchtfleisch herauslösen.
Mango schälen und das Fruchtfleisch vom Stein lösen.
Limette entsaften, alles zusammen mit der Milch/Wasser in einem Mixer oder in einem hohen Gefäß mit dem Stabmixer pürieren.

ANANAS MANGO SMOOTHIE MIT KORIANDER

Zutaten für eine Portion:

- 100 ml Wasser
- 1/2 Handvoll Koriander (je nachdem wie gerne man Koriander mag evtl auch etwas weniger)
- 1 Handvoll frische oder gefrorene Ananas Stücke
- 1 Handvoll frische oder gefrorene Mango Stücke
- 1 Handvoll frische oder gefrorene Papaya
- Saft einer halben Limette
- ein bißchen frisch geriebenen Ingwer
- (Wer noch etwas mehr Inhalt möchte, kann noch eine viertel Avocado dazugeben.)

Anleitung:

Frische Ananas, Mango und Papaya schälen und in grobe Stücke schneiden. Wer gefrorene Früchte nimmt, diese etwas auftauen lassen, sonst braucht man einen richtig guten Mixer um die ganzen gefrorenen Früchte zu pürieren.

Limettensaft auspressen, Ingwer reiben, und wer möchte noch die Avocado vom Stein lösen und das Fruchtfleisch mit zum anderen Obst geben.

Den Koriander mit zum Obst geben und alles schön pürieren.

GRÜNER SMOOTHIE NR.1

Zutaten für 1 Portion:

- 50 g Grünkohl
- 1 Birne
- ½ Bund Petersilie
- Saft einer Zitrone
- 1 Banane
- ca. 1 cm frischer Ingwer
- 1 Prise Chili

Anleitung:

Grünkohl, Birne und Petersilie waschen, die Zitrone auspressen. Bananen schälen und in Stücke schneiden, den Ingwer schälen und in kleine Stücke schneiden.

Je nach gewünschter Konsistenz noch 150-200 ml Wasser dazu und im Mixer oder mit dem Pürierstab cremig mixen.

GRÜNER SMOOTHIE NR. 2

Zutaten für eine Portion:

- ⅓ Salatgurke
- 1 Hand voll Feldsalat
- ½ Avocado
- ½ Apfel
- 1 EL gehackte Petersilie oder Schnittlauch
- 1 TL Olivenöl
- 1-2 TL Zitronensaft
- etwas Pfeffer

Anleitung:

Alle Zutaten waschen, putzen und in kleine Stücke schneiden. Dann alles zusammen pürieren, evtl etwas Wasser dazugeben.

GRÜNER SMOOTHIE NR. 3

Zutaten für 1 Portion:

- 2 Äpfel
- ¼ Ananas
- 2cm frischer Ingwer
- ¼ Gurke
- 100 g Blattspinat
- Saft einer halben Limette
- 100 ml Reis oder Sojamilch (je nach Geschmack)

Anleitung:

Äpfel entkernen, Ananas, Ingwer und Gurke schälen und alles in grobe Stücke schneiden. Spinat waschen, Limette auspressen und alles mit der Milch zusammen im Mixer pürieren.

SNACKS

SELLERIE MIT HUMMUS DIP

Für den Dip Kichererbsen aus dem Glas nehmen, und mit ein paar Gewürzen, Oliven oder Kokosöl, Zwiebeln, Knofi schön cremig pürieren. Dann einfach rohen Sellerie darin dippen.

OBST SNACK

Wassermelone, Birne, Grapefruit, Ananas, Blaubeeren eignen sich z.B. super wenn man mal eine kleine Stärkung zwischendurch braucht.

KOKOS-NUSS-MISCHUNG

Kokoschips, Pistazien, Mandeln, getrocknete Hanf Samen, Goji Beeren, geröstete Kürbiskerne mischen und nach Bedarf eine Handvoll davon snacken.

BOHNEN

Frische grüne Bohnen dünsten und mit etwas Olivenöl und Zitronensaft mischen.

KAPITEL 6: DETOX-CHALLENGE

IN 7 TAGEN ENTGIFTEN UND ENTSCHLACKEN

Ein paar Tage vor der Challenge sollte man schon anfangen auf Kaffee, Alkohol, Zigaretten und schweres Essen zu verzichten oder die Aufnahm zu verringern, so kann sich der Körper schon ein wenig auf den Verzicht einstellen und es erfolgt kein von 0 auf 100 Entzug.

Am besten Morgens einen Smoothie trinken, Mittags eine Suppe, und Abends kannst du abwechselnd aussuchen ob du nochmal eine Suppe oder lieber einen Smoothie essen/trinken möchtest.

Zwischendurch frische Säfte(am besten Gemüsesäfte) oder Tee und dein selbstgemachtes Detox Wasser.

So könnte also eine Woche Detox Kur aussehen:

Tag 1:
Frühstück: Kokos- Beeren Smoothie
Mittags: Süßkartoffelsuppe
Abends: Tomatensuppe

Tag 2:
Frühstück: Avocado Mango Smoothie
Mittags: Bunte Gemüsesuppe
Abends: Restsuppe von gestern oder Rote Bete Suppe

Tag 3:
Frühstück: Grüner Smoothie #2
Mittag:Grüne Detoxsuppe
Abend: Bunte Gemüsesuppe

Tag 4:
Frühstück: Ananas Mango Smoothie mit Koriander
Mittag: Kalte Gurkensuppe
Abend: Scharfe Paprika Suppe

Tag 5:
Frühstück: Kokos Beeren Smoothie
Mittag: Grüne Detox Suppe
Abend: Avocado Suppe

Tag 6:
Frühstück: Grüner Smoothie#3
Mittag: Bohnen Zucchini Suppe
Abend: Möhrensuppe

Tag 7:
Frühstück: Obstsalat
Mittag: Thaistyle Suppe
Abend: Grünkohl- Möhren Suppe

Zwischendurch regelmäßig selbstgemachtes Detox Wasser trinken, Tee, zimmerwarmes Wasser. Wer ab und zu etwas mehr Energie braucht, darf ruhig mal zu einem Snack greifen, aber nicht übertreiben, es geht ja auch darum den Darm zu entlasten.

KAPITEL 7: TIPPS FÜR LANGFRISTIGES WOHLFÜHLEN

Selbstverständlich soll das Wohlfühlen und das gesunde ernähren eigentlich nicht nur eine Woche lang dauern. Es sollte eine langfristige Entscheidung sein um gesund und fit durchs Leben zu gehen.

Eine Woche Detox kann einem gut tun, aber wenn man danach wieder völlig ungehemmt alles essen würde was einem in die Finger kommt, dann hilft das natürlich auch nicht wirklich.
Die Tipps die ich hier gebe für ein langfristiges Wohlfühlen sind keine Geheimtipps oder irgendwelche neuen Studien, es geht einfach darum sich ausgewogen, gesund und vollwertig zu ernähren.

Der Teller sollte bunt sein, viel Gemüse und am besten ganz wild gemischt, ein Teil Obst, Vollkornnudeln, Wildreis, Vollkornbrot (am besten nicht zu grobkörnig, das ist verträglicher für den Darm), Dinkelbrot.

Wenig Zucker und Weißmehl.

Dazu kommt selbstverständlich noch die Bewegung. Die ist wichtiger als man denkt. Und ich meine jetzt nicht extrem Sport, joggen, Fußball oder ähnliches, sondern das normale gehen, spazieren gehen, denn in der heutigen Zeit wird einfach viel zu viel gesessen.

Das kann auf den Rücken gehen, auf die Stimmung schlagen, Herz-Kreislauf einschränken, die Kondition geht flöten und das Immunsystem wird geschwächt.

Wir brauchen Vitamin D das wir auch an einem etwas bewölkten Tag bekommen können wenn wir draußen sind.
Also wer kann, geht am besten in der Mittagspause ein wenig raus um die Beine zu vertreten und frische Luft zu schnappen. Vor allem in der Winterzeit ist das die einzige Möglichkeit etwas Licht oder Sonne zu tanken.

Im Sommer geht man je schon eher mal nach der Arbeit noch etwas an die frische Luft.

Wer kann sollte mit dem Fahrrad zur Arbeit fahren. Es gibt mittlerweile auch richtig gute Wetterfeste Kleidung fürs Rad fahren und in einigen Firmen gibt es sogar duschen um den Leuten zu ermöglichen zur Arbeit zu joggen oder zu radeln und sich dann nochmal frisch machen zu können. Wer diese Möglichkeit nicht hat, kann ja evtl. nach der Arbeit mal eine Busstation laufen, zum Einkaufen laufen, oder das Auto etwas weiter weg parken, gehen

ist eine wichtige Bewegung. Mittlerweile sagen Studien, dass man 10.000 Schritte am Tag gehen sollte um eine gesunde Bewegung im Alltag zu haben.
Nehmt euch mal einen Schrittzähler und lasst den mal eure Schritte zählen, an Tagen wo das Wetter schlecht ist und man keine Arbeit hat wo man viel auf den Füßen ist, da wird euch das Ergebnis evtl sehr verwundern oder erschrecken.

Wohlfühlen bedeutet auch sich etwas gutes tun.
Alle paar Wochen mal einen Spa Besuch einplanen, eine Pediküre, eine kleine Wanderung am Wochenende, einen Städte-Trip, mal ein Wochenende oder einen Sonntag komplett offline und mit der Familie einen Ausflug machen, einen Radausflug machen, es gibt so vieles was der Seele und dem Körper gut tut.

SCHLUSSWORT

Wir haben nur den einen Körper!
Ich wundere mich oft, dass es Menschen gibt die ihr Auto besser pflegen als sich selbst: das beste und richtige Benzin, die regelmäßige Reinigung, Ölwechsel, regelmäßige Kontrollen… Und was ist mit einem selbst? Günstige Burger von Fast Food Ketten, Chips und günstige Schokolade mit viel Transfetten, keine Bewegung, ist das nicht skurril? Austauschteile gibts für Autos an jeder Ecke, aber nicht so einfach für den Menschen.

Gesundes Leben ist aber so einfach. Man sollte öfter mal selber kochen, mit frischen Lebensmitteln. Das geht bei uns in Deutschland dank den Discountern auch sehr günstig, wir haben in Deutschland mit die günstigsten Lebensmittel in Europa, also keine Ausreden mehr von wegen das sich das nur die Reichen leisten können und Fertiggerichte so viel günstiger sind.

Du kannst das auch, wenn du nur willst!

Viel Erfolg und genieße die Woche des Detoxens, des Freimachens und des Reflektierens.

Die Redaktion

22966990R00045

Printed in Poland
by Amazon Fulfillment
Poland Sp. z o.o., Wrocław